¡MI PRIMO!

jack-harry

1

___

¿Cómo te va, primo?

Era otro día caluroso de verano en agosto que estaba llegando a su fin lentamente. Estaba oscureciendo afuera y yo estaba cada vez más inquieto. Pasé todo el día en la piscina con mi prima Laura. Dejamos que el sol broncee nuestra piel.

Por supuesto, mi prima desencadenó en mí fantasías eróticas, pero quién podría culparme, con su figura provocativa, en ciernes y casi perfecta. Me sentí atrapada varias veces cuando mis ojos recorrieron sus senos jóvenes y firmes, sostenidos por un bikini blanco transparente.

Vivimos uno al lado del otro. Su padre, el hermano de mi madre y mis padres habían construido juntos una casa adosada. Vivíamos en la mitad derecha de la casa. Como mi tío y mi tía siempre trabajaban muchas horas, Laura pasaba mucho tiempo con nosotros.

A primera hora de la tarde me acosté en el baño mientras Laura leía una revista en la sala de estar y esperaba a que sus padres regresaran a casa.

"¿Vas a quedarte en la bañera por mucho tiempo, Tobias? ¿Puedo ayudarte?" vino la voz sonriente de mi prima.

Sacado de mis pensamientos, casi me atraganto con el agua del baño. Laura estaba de pie junto a la bañera, vestida solo con una toalla. Ella me sonrió descaradamente.

"Quería darme una ducha rápida con ustedes, pero van a tardar una eternidad en el baño", dijo mientras dejaba que su mirada se deslizara hacia la bañera.

Traté de levantarme, buscando apoyo, pero luego me quedé en mi posición cómoda y quise responderle a Laura.

Sin embargo, ¡ella estaba interesada en algo completamente diferente!

Recién ahora me di cuenta de que estaba completamente desnudo en la bañera con el pene medio erecto. Laura miró mi pene con interés.

"Puedes ayudarme, pero ya me he lavado", le respondí.

"Ya sabes", respondió ella en voz baja. "¡Nunca había visto algo así en la vida real! Excepto que lo sentí a través de sus pantalones mientras se besaba con un chico".

¡Ahora estaba asombrado!

Mi primo inocente solía agarrar los pantalones de los niños mientras los besaba.

Se sentó lentamente en el borde de la bañera.

"¿Puedo tocarlo?" preguntó vacilante y yo asentí sin palabras.

Incluso antes de que ella extendiera su mano, sentí que mi corazón comenzaba a acelerarse. Quería controlarme y no extender mi patán a su tamaño máximo. Con su dedo medio e índice, suavemente y lentamente pasó mi glande a lo largo del eje hasta que accidentalmente tocó un testículo con la punta de su dedo.

Sus ojos estaban llenos de emoción y brillo, su respiración era lenta y pesada. Antes de que terminara con su breve toque, mi pequeño estaba de pie, duro y erguido.

Ella retiró la mano, asombrada por su trabajo.

Mirando mi rígido esplendor, me preguntó: "Dime, ¿podrías mostrarme cómo funciona la eyaculación?"

Ahora trago saliva y la miro casi un poco avergonzado, pero tuve que reírme por dentro ante su forma de hablar elegida.

"Está bien", respondí con fingida indiferencia. "¡Pero no aquí y solo si no se lo cuentas a nadie!"

Ella asintió con la misma cámara lenta que acababa de acariciar mi polla.

Me levanté, saqué el tapón y el agua gorgoteó adiós en el desagüe. Laura me entregó la toalla de baño y me sequé rápida pero completamente. Mi corazón se calmó lentamente de nuevo, solo mi pequeño aparentemente había olido el asado y de ninguna manera se había ablandado. Dejé la toalla a un lado, tomé la mano de mi prima y la llevé, completamente desnuda como estaba, a mi habitación. Con un giro elegante la coloqué frente a mi gran cama para que solo tuviera que sentarse, lo cual hizo de inmediato. Me dejé caer en el colchón junto a ella.

Mi dura polla aún se levantaba felizmente , esperando su recompensa.

"¿Debería hacerlo yo mismo ahora, o quieres ayudarme?" Yo pregunté.

"Muéstrame cómo hacerlo tú mismo. Tal vez lo haga después de ti", dijo.

Me pregunté si pensaba que los hombres podían tener los orgasmos que quisieran.

"Está bien, espero poder aguantar", respondí, notando su mirada inquisitiva.

Me acosté en la cama y ella se arrodilló a mi lado. Luego agarré mi patán duro y lentamente comencé a empujar el prepucio hacia atrás. Sus ojos se pegaron a mi pene como imanes y siguieron cada uno de mis movimientos. Empecé a relajarme y sentí que no pasaría mucho tiempo antes de llegar al clímax.

Mientras mis jugos se movilizaban, comencé a mirar a mi prima con ojos lujuriosos.

Su toalla de baño se había aflojado un poco. Ahora estaba abierto en el frente donde había sido doblado, revelando sus hermosas piernas jóvenes hasta las caderas. Aparentemente ella estaba excitada por mi masturbación, porque movía su trasero de un lado a otro sin descanso.

Inconscientemente, deslizó su mano derecha entre sus piernas, las cuales separaba más con cada cambio. Levanté la cabeza para poder mirar su coño. En ese momento la vi pasar el costado de su dedo índice sobre sus labios lampiños. Ese breve momento fue suficiente para que mi cerebro diera la orden de correrme.

"¡Ahora me estoy corriendo !" Gruñí. Con fuertes embestidas arrojé el esperma sobre mi estómago. Laura observó el espectáculo con ojos chispeantes y se frotó la pequeña grieta. Después de un breve momento de agotamiento, agarré un pañuelo y quise borrar los rastros de mi lujuria.

"No, déjame hacerlo a mí", pidió mi prima y tomó las toallas de mi mano. Pero inmediatamente los volvió a dejar a un lado y comenzó a esparcir el esperma en mi estómago con la punta de los dedos. Ella dibujó los círculos más y más grandes hasta que sumergieron ambas palmas en mi jugo, pasando su mano derecha suavemente por mi pene varias veces antes de tomarlo en su mano y exprimir las últimas gotas como si nunca hubiera hecho nada más.

Mis sentimientos volvieron a hervir cuando tuve un pensamiento cachondo. Agarro sus muñecas, mirando a los ojos interrogantes.

"¡Momento! ¡ Ahora es tu turno!" digo con firmeza.

"¿Cómo haces eso?" preguntó mientras limpiaba suavemente mi estómago, pene y manos.

"Como digo," respondí. "¡Ahora acuéstate y muéstrame cómo te masturbas!"

Un poco avergonzada, se frotó los últimos restos de esperma de sus manos.

"¡Pero eso no está bien! ¡Soy tu prima!"

Tuve que reírme a carcajadas.

"¡Y yo soy tu prima! Lo hice frente a ti, ahora es tu turno. Eso es justo, ¿verdad?"

Consideró, inclinando la cabeza de izquierda a derecha.

"Está bien", respondió ella, sonriendo. "Por que no."

Tiró los pañuelos húmedos en un rincón y se recostó en medio de la cama. Ella separó ligeramente las piernas. Luego desató el nudo de la toalla de baño para que se abriera.

Ahora estaba completamente desnuda frente a mí.

Realmente es una supermujer, pensé, mirando su cuerpo de arriba abajo. Sus manos vagaron por sus caderas hasta sus firmes senos. Empezó a acariciarse los pezones con los dedos. Pude ver exactamente cómo sus pezones se levantaban y se ponían más y más duros. Ahora tomó un pezón entre sus dedos y lo apretó con mucha ternura. Un pequeño gemido escapó de sus labios cuando comenzó a girar ligeramente sus ingles.

Dejó que sus muslos se deslizaran más y más y deslizó suavemente su mano derecha sobre su estómago contra su vello púbico. Con el mismo movimiento sensual mientras acariciaba su pezón, ahora también hizo círculos con sus dedos sobre su montículo púbico ligeramente elevado.

Mientras tanto, volví a tener el soporte más hermoso entre mis piernas, que froté con cuidado y lentamente. Ahora, ya medio en trance, Laura abrió los muslos, primero levantando las rodillas y luego dejándolas caer lentamente. Me alegré internamente porque finalmente pude ver su gloria completa.

Realmente tenía el coño más hermoso que jamás había visto.

Su vello íntimo estaba rapado en forma de triángulo y tenía una longitud máxima de dos milímetros. La punta inferior del triángulo apuntaba directamente a su dulce clítoris. El área alrededor de sus labios estaba completamente afeitada.

Un aroma caliente y excitante emanaba de esta imagen fantástica y subía hasta mis fosas nasales. Me acosté boca abajo entre sus piernas para poder mirar directamente a su centro de placer. Sus dedos se movieron en círculos y lentamente se acercaron a su columna córnea. Con su dedo medio acarició su clítoris desde arriba.

Su otra mano masajeó los pezones, mucho más fuerte ahora.

Cada vez con más frecuencia acariciaba sus labios, que ahora brillaban por la humedad. Subía y bajaba la pelvis y su dedo medio desaparecía más profundamente en su vagina con cada movimiento. Pero no lo metió demasiado profundo porque probablemente no quería lastimarse el himen.

¡Ella aumentó todos sus movimientos de nuevo!

Sus gemidos se hicieron más fuertes mientras frotaba su coño más rápido. Ella corcoveó su pelvis, acercándose tanto a mi cara que todo lo que tuve que hacer fue sacar la lengua para ayudarla a alcanzar el orgasmo.

Sin embargo, ¡esto llegó de inmediato y acompañado de un fuerte grito!

Ella yacía retorciéndose en mi cama y felizmente metió su dedo medio profundamente en su vagina. Su mano en su pecho dejó que acariciara su estómago con agotamiento y luego lo dejó caer a su lado.

Ella me sonrió con ojos vidriosos.

"Bueno, ¿satisfecho?" ella jadeó con cansancio.

"Por supuesto," respondí, sonriéndole por entre sus piernas.

"Si no hubiera sabido que mirabas mi coño constantemente, habría tomado mucho más tiempo. ¡Tu apariencia realmente me excitó!"

"¿Cómo crees que tu programa me encendió de nuevo?", respondí, acostándome de lado junto a ella para poder mirarla maravillosamente.

Vi sus pechos enrojecidos y comencé a acariciarlos con ternura. Aparentemente lo estaba disfrutando porque inclinó la cabeza hacia atrás y cerró los ojos.

"Si no fueras mi prima, muchas cosas me vendrían a la mente ahora".

"¿Crees que hemos ido demasiado lejos?" preguntó tímidamente.

Solo negué con la cabeza y acaricié su cabello. Nos quedamos así durante algún tiempo y nos acariciamos el cuerpo entero. Sentí sus pechos calientes a mi lado y puso una pierna entre mis muslos, dándome una cómoda presión debajo de mis testículos. Acaricié su delicada piel y ella tomó mi pene y jugó con él con interés.

Jugamos un poco y nos hicimos cosquillas. Comenzamos un pequeño combate de lucha libre y rodamos por la cama hasta que ella vino a sentarse sobre mí. Nos miramos a los ojos y ambos sabíamos lo que sentíamos entre nuestras piernas. Tu humedad y calor en mi polla dura.

"¿Sabes lo que me gustaría hacer ahora?" preguntó audazmente y sus movimientos sobre mí eran más que claros.

"¿Estas loco?" Solo pude atragantarme, pero ella respondió de inmediato.

"¡Dale un respiro! En primer lugar, quiero que seas tú quien me desvirgue y además, ¡aquí y ahora tengo ganas de perder finalmente mi virginidad!"

¿Cómo debo argumentar en contra de eso, ya que mientras tanto ella estaba extendiendo su humedad uniformemente sobre toda la longitud de mi pene duro con sus labios?

La miré profundamente a los ojos y le pregunté: "¿De verdad quieres eso?".

"¡Sí! ¡En este momento, ya no quiero ser virgen!"

Mi corazón latía salvajemente

"Está bien, ¿estás listo?" Pregunté y la miré que no quería esperar más. Levantó su pelvis, agarró mi pene y lo dirigió contra su agujero de placer.

Sentí el calor húmedo extendiéndose alrededor de mi glande. Con mucho cuidado se deslizó sobre mi soporte hasta que sentí una ligera resistencia.

"Este es un gran momento en tu vida ahora", respiré emocionada y noté cómo dudó por un breve momento. Pero aparentemente nada podría detener su excitación ahora.

Respiró hondo, cerró los ojos y se sentó a horcajadas sobre mi lanza por completo. Con un pequeño suspiro, se confirmó la sensación que rodeaba mi pene. Estaba desvirgada y yo fui el primero en entrar en las profundidades de su estrecha y caliente cueva de placer.

Se sentó en silencio por un momento, luego comenzó a hacer pequeños movimientos circulares con la pelvis.

Su rostro adquirió una expresión lujuriosa.

Con sus manos encontró mi pecho y se apoyó en él. Sus movimientos se hicieron cada vez más rápidos. Estiré mis manos y agarré sus dos senos, los cuales inmediatamente comencé a masajear. Sus gemidos se hicieron más fuertes y más descontrolados mientras usaba una mano para estimular su clítoris. Esto no habría sido necesario ya que ella estaba bien encaminada hacia un orgasmo.

Empujó su pecho con sus duros pezones hacia mí arqueando la espalda y echando la cabeza hacia atrás.

"¡Ya voy! ¡Ya voy!" ella gimió en voz alta hacia el techo. Sentí la contracción de sus paredes vaginales que rodeaban mi polla dura.

Experimentó su primer orgasmo vaginal realmente conmocionada.

Esperé un poco hasta que su respiración se calmó de nuevo. Luego la agarré por la cintura y la levanté, lanzándola de espaldas sobre la cama.

Ahora me acosté sobre ella y la miré apasionadamente a los ojos.

Empujé mi polla dura profundamente en su vagina. Empujó su pelvis hacia mí. Empecé a follármela con tranquilas embestidas. ¡Se sintió fantástico!

"¡Ya voy!" Gemí sin aliento. Tan pronto como dije esto, mi semen salió a borbotones en su coño apretado y caliente. Sus movimientos se hicieron más lentos, dejó que su joven torso colgara suelto y me sonrió.

Nos quedamos exhaustos y empapados en sudor. Me acarició la espalda con cariño con sus manos.

"Bueno, mi hermosa prima?" Pregunté, audiblemente exhausto. "¿Cómo te gusta la vida después de tu virginidad?"

"Creo", respondió ella, todavía sin aliento, "¡Voy a necesitar esto tres veces al día a partir de ahora!"

Agarré algunos pañuelos, saqué a mi bebé de su coño y sequé nuestras partes íntimas. Al mismo tiempo, ella comenzó a hacer los movimientos circulares calientes con sus caderas nuevamente.

"¿Te gustaría un ramo final?" le pregunté sonriendo.

"¡Sí, por favor, creo que podría follar todo el tiempo!"

"Está bien", respondí. "Pero esta vez tienes que prescindir de mi polla, necesita un descanso".

Empecé a acariciar sus pechos. Me senté a horcajadas sobre sus muslos y pude observar su cuerpo joven y provocativo desde arriba. Con ternura pero con firmeza masajeé sus bolas de alegría. Cerró los ojos y disfrutó de mis caricias. Toqué sus zonas erógenas como un instrumento. Su aliento me dijo dónde le gustaba más.

Deliberadamente omití su vagina. La dejé inquietarse un poco.

Una y otra vez me incliné sobre ella y le lamí el cuello, los senos y el estómago. Sus movimientos se hicieron más intensos. Me acosté de costado junto a ella. Con una mano busqué sus labios. Estiró su coño caliente y acaricié su vulva con mi dedo medio. Un profundo suspiro fue su respuesta.

Sus piernas se abrieron como si estuvieran solas. Saqué mi dedo medio a través del hueco y sentí su humedad caliente. Con cuidado lo puse lentamente en su vagina y con un movimiento de su cuerpo confirmó la corrección de este acto.

Di vueltas en su cueva caliente y suave y sentí que sus músculos se contraían. Al mismo tiempo, con movimientos cuidadosos, presioné mi palma contra el clítoris. Movió su cuerpo, lo que me dijo que no pasaría mucho tiempo antes de que estuviera lista de nuevo. Con un movimiento rápido, me coloqué entre sus piernas sin sacar mi dedo de su coño. Con mi lengua comencé a lamer su clítoris, que se extendía hacia mí en su máximo tamaño. Lo chupé entre mis labios y lo mordisqueé suavemente mientras mi lengua revoloteaba sobre su punta. Luché por seguir el ritmo de sus movimientos incontrolados, pero hice lo mejor que pude metiendo mis hombros debajo de sus piernas para tener algo de estabilidad.

Sus gemidos se convirtieron en chillidos y chillidos cuando el clímax se apoderó de su cuerpo. Yacía en mi cama, temblando ya punto de desmayarse. Sus ojos estaban húmedos por las lágrimas y había una mirada de felicidad y satisfacción en su rostro.

" Ohhh Toby, eso es increíble", gimió, casi jadeando. "¡Nunca había experimentado algo tan hermoso en toda mi vida!"

Lentamente saqué mi dedo de su cueva caliente y pasé mi lengua unas cuantas veces más a lo largo de su coño. Su cuerpo respondió con un estremecimiento emocionado. Con un sorbo placentero, dejé que su jugo de amor corriera por mi garganta y me acosté a lo largo sobre ella. Nos besamos exhaustos y rodé sobre mi costado. Nos acostamos del brazo y nos abrazamos con deleite hasta que nos cansamos y nos quedamos dormidos felices y satisfechos.

¡Este fue el comienzo de una larga y apasionada relación!

2

Exploraciones nocturnas!

Mi nombre es Fabián. Crecí en un pequeño pueblo a las afueras de la capital bávara.

Empecé a interesarme por el género femenino a una edad muy temprana. Me impresionaron particularmente los senos grandes. No puedo decir por qué terminé convirtiéndome en un absoluto fetichista de los senos a lo largo de los años. Tal vez fue porque nuestras dos vecinas tenían senos grandes, incluso enormes. Mi creciente pasión por los senos comenzó muy temprano.

A mediados de agosto recibimos la visita de mi tío, mi tía y mi prima Marie. Debido a la falta de espacio, se colocó una tumbona en mi habitación. Mientras aún pensaba en quién debería dormir allí, mi padre me explicó que ese debería ser mi lugar para dormir durante los próximos días.

¡Excelente! Se me permitió desocupar mi cama y estaba bastante molesto porque se suponía que debía renunciar a mi privacidad. Pero también había algo bueno en todo el asunto.

Mi padre ordenó a mi prima Marie que durmiera en mi cama, ya que no había otro lugar para dormir. Esto significaba para mí que probablemente habría algunas oportunidades de ver los senos de mi prima.

¡No deberían ser solo unas cuantas miradas!

La primera noche me desperté porque necesitaba ir al baño con urgencia. Cuando volví de orinar, me di cuenta de que Marie se había quitado las sábanas de una patada mientras dormía.

Estaba acostada boca arriba.

Los tres botones superiores de su pijama un poco anticuado estaban desabrochados y su seno derecho estaba completamente expuesto.

¡Qué vista!

Me arrodillé frente a su cama y la miré a la luz de la lámpara de la mesita de noche. "Dios mío, solo tócalo una vez", pensé.

Ese hubiera sido mi sueño. Sin embargo, no me atreví. Traté de cubrirla apropiadamente de nuevo. Pero como estaba parcialmente acostada sobre las sábanas, tuve que moverla de un lado a otro varias veces. Tiré de su manta con todas mis fuerzas hasta que finalmente la sostuve en mis manos. La última sacudida fue tan fuerte que Marie rodó sobre su costado. Agarré su hombro y la hice rodar sobre su espalda. Ahora tengo un poco de sospecha.

¡Mi prima todavía estaba profundamente dormida!

Cualquier otra persona se habría despertado hace tiempo con estos movimientos.

Entonces se me ocurrió un pensamiento.

¡Si aún no se hubiera despertado, no sabría si la toqué!

Reuní todo mi coraje y desabotoné la parte superior de su pijama por completo. Allí yacían ante mí en todo su esplendor, los pechos más hermosos del mundo. Puse mi mano derecha sobre su seno izquierdo y comencé a acariciarla muy suavemente.

Mi pene se puso rígido.

Cuando no pude detectar una reacción de Marie, me atreví a continuar. Ahora también pongo mi mano izquierda sobre su otro seno. Su piel era tan suave como un melocotón. Sus pechos eran suaves y firmes al mismo tiempo. Acaricié suavemente ambos senos con movimientos circulares, deslizándome sobre sus pezones una y otra vez. Abrió la boca y comenzó a gemir suavemente.

Hice una pausa por un momento, con miedo de que se despertara después de todo. Pero ella siguió durmiendo. Mi corazón latía salvajemente.

"A la mierda", pensé. "Ahora, si se despierta, solo diré que solo quería arroparla".

Mi polla ahora estaba dura como una roca y palpitaba al ritmo de mi pulso. Mi agarre se apretó un poco. Con una ligera presión amasé sus enormes tetas. La apreté para que sus pezones se acercaran un poco a mí.

¡Entonces no pude controlarme más!

Incliné mi cabeza hacia ella y tomé uno de sus pezones en mi boca. Cuando comencé a hacer movimientos circulares rápidos alrededor de su pezón con la lengua, sentí que gradualmente se erguía y se ponía rígido.

¡Mi prima gemía más y más fuerte!

Me invadió una sensación increíblemente excitante.

Las cálidas y suaves bolas en las manos de Marie hicieron que mi pene se contrajera. Mientras ahora alternativamente chupaba sus pezones, amasaba sus senos con fuerte presión. Sus tetas seguían haciéndose más grandes y más duras. De vez en cuando chupaba un pezón hasta el fondo de mi cavidad oral y luego lo dejaba salir de mi boca con un sonido de chasquido.

Así que trabajé en sus senos durante casi un cuarto de hora. De repente noté que había comenzado a rotar sus caderas lentamente. Además, se hizo un hueco en la espalda para estirar aún más sus pechos.

"¿Es posible reaccionar así cuando estás dormido?" pensé, asombrado. Tal vez ella se había despertado mientras tanto y solo fingía estar dormida para poder seguir disfrutando.

Ese solo pensamiento me hizo querer parar. Le abotoné la blusa y la cubrí con el edredón. Después de eso, me deslicé en mi cama e inmediatamente comencé a masturbarme hasta que después de unos minutos estaba chorreando grandes cantidades de mi semen caliente en algunos pañuelos. Después de eso me quedé dormido satisfecho y con una expresión de felicidad en mi rostro.

A la mañana siguiente, Marie me despertó con un suave beso en la frente.

"Buenos días Fabián. ¿Dormiste bien?" ella preguntó.

"¡Si, muy bien!" Respondí. "¿Tú?"

"Tuve sueños realmente geniales", respondió ella con una cierta sonrisa en su rostro.

"¿Que soñaste?" Quería saber.

"Hmm", respondió ella. "Creo que eres demasiado joven para eso. De todos modos, ¡no he tenido un sueño tan placentero en mucho tiempo!"

Me di cuenta de que de alguna manera ella debe haber estado al tanto de mis actividades, aunque solo sea inconscientemente.

"Solo espera", pensé para mis adentros, "¡soñarás tan placenteramente todas las noches!"

Y así llegó la segunda noche.

Temiendo que no me despertaría solo, bebí dos vasos más de limonada justo antes de acostarme. Unas tres horas después me desperté con una presión animal en la vejiga. Encendí mi lámpara de noche y miré a mi prima. Ella estaba de espaldas otra vez.

Rápidamente fui al baño. Cuando regresé no podía creer lo que veía.

Marie seguía acostada boca arriba, pero la manta le llegaba hasta las rodillas. Todos los botones de la parte superior de su pijama estaban desabrochados.

"Eso es útil", pensé, sonriendo.

Solo tuve que desarmar mi pijama. Allí estaban de nuevo frente a mí, estos dos pechos súper calientes . Incluso sus pezones ya se habían despertado y sobresalían grandes y duros de su cuerpo.

Suavemente puse mis manos sobre sus suaves bolas de nuevo. Como la noche anterior, comencé a acariciarle los senos con todos los trucos del libro. Cubrí sus pezones con varios besos, amasando y masajeando constantemente la carne de sus senos. Mucho antes que la noche anterior, Marie volvió a hacer movimientos circulares con las caderas. Ella también empujó su pecho hacia mí de nuevo. Mi pene ahora era grande y duro, pero no me atrevía a incluirlo en este juego erótico. Estimulado por sus movimientos y sus gemidos, que ahora se hicieron más intensos, chupo sus senos cada vez más fuerte. Algunas veces literalmente chupé sus pezones. Lanzó gritos cortos, pero bastante silenciosos.

"Dios mío", pensé, "es increíble. Espero que no se despierte". Pero mis temores eran infundados, sus gemidos se hacían más y más fuertes, pero tenía los ojos bien cerrados.

¡De repente movió su brazo izquierdo!

Sus pechos todavía firmemente en mis manos, liberé mi boca de sus pezones. Observé su mano moverse lentamente hacia los pantalones de su pijama.

"¿Qué está tramando?" me pregunté pensativamente.

¡Su mano desapareció debajo de la cintura de sus pantalones!

Lentamente separó las piernas. Pude ver claramente cómo se pasaba los dedos por la vagina. Como sus ojos aún estaban cerrados, asumí que estaría soñando de nuevo en ese momento.

Mis labios rodearon sus pezones de nuevo, los cuales chupé y chupé vigorosamente otra vez. Los movimientos circulares de sus caderas ahora se convirtieron en poderosos movimientos hacia arriba y hacia abajo. Se frotó la mano salvajemente sobre su coño. Después de un tiempo, noté que mi hermana comenzó a temblar y temblar levemente por todo el cuerpo.

"¿Debería intensificar mi amasado y chupar aún más?" Yo considere. Sin embargo, no queriendo exagerar, lo dejé así, y continué acariciando sus pechos como lo había hecho todo el tiempo.

Después de otros diez minutos, todo su cuerpo se puso rígido. Su mano giró muy rápidamente sobre su vagina. Un largo gemido escapó de su garganta. Después de eso, su cuerpo quedó fláccido y su mano se deslizó fuera de sus pantalones.

Estaba radiante por toda su cara con los ojos cerrados.

"Eso debe haber sido un orgasmo", pensé. Besé sus capullos por última vez y los metí de nuevo. Satisfecho, me recosté en mi cama, trabajé mi polla furiosamente y apagué la luz después de correrme tremendamente.

Me quedé dormido feliz conmigo mismo.

A la mañana siguiente, Marie me despertó de nuevo con un suave beso. Pero esta vez en mi mejilla.

"Bueno, dormilón", me preguntó. "¿Dormiste bien otra vez?"

"Sí, tan bueno como la noche anterior", le respondí.

"¿Y tú? ¿Soñaste algo lindo otra vez?"

"Oh, sí, tuve un sueño maravilloso, realmente grandioso. ¡Ojalá tuviera sueños tan maravillosos todas las noches!"

"¡Tal vez es mi presencia!" comenté. Ella sonrió, levantó las cejas y simplemente dijo: "¿Quién sabe?"

A la noche siguiente me desperté, no porque tuviera que volver a orinar, sino porque escuché ruidos extraños. Dejé las luces apagadas porque la noche era clara y la luna brillaba a través de la ventana. Podía ver vagamente el edredón de mi prima subiendo y bajando al nivel de su vagina. "¡Indignante!" Pensé , ¡ ella no puede empezar sin mí! Como no sabía si estaría despierta esta vez, la llamé en voz baja.

"¿María?" No hubo respuesta. La llamé suavemente de nuevo. "¿Marie? ¿Estás despierta?"

Nuevamente no hubo respuesta, solo los movimientos debajo de su manta se volvieron un poco más violentos. Después de eso, me aventuré a encender mi lámpara de noche. A la luz difusa de la bombilla tenue pude verla acostada en su cama. Tenía la cabeza inclinada hacia atrás, la boca ligeramente abierta, de la que escapaban suaves suspiros.

"Ahora vamos a ello", pensé. Rápidamente salí de mi cama y me arrastré hasta su cama. Se había subido las mantas hasta la barbilla.

Lentamente los destapé. Después de los primeros centímetros, me faltaba algo. ¿Dónde estaba porque el cuello de su pijama? ¿O tal vez ella estaba usando un camisón esta noche? ¡Eso hubiera sido bastante estúpido! Pero después de que bajé aún más las sábanas, estaba bastante asombrado pero complacido de ver que estaba totalmente desnuda en su cama.

" ¡Oohhh , eso es increíble!" Pensé.

Al principio miré todo con calma. Aunque había visto una vagina algunas veces en varias revistas, nunca la había visto en persona. Marie tenía un hermoso coño. Sus labios eran de tamaño mediano, de color rosa suave, y su vello púbico dibujaba un pequeño triángulo sobre ellos. Y luego estaba este pequeño golpe. Casi parecía que llevaba un sombrerito. Siguió acariciando este bulto con los dedos abiertos. Con cada movimiento ascendente de su mano, su clítoris aparecía brevemente entre sus dedos. Hubiera preferido continuar con mi mano.

Sin embargo, estaba más interesado en sus pechos en este momento. Esa noche respiró tan fuerte que su pecho subía bruscamente con cada inhalación y volvía a caer con cada exhalación. Como había hecho las dos noches anteriores, comencé a acariciarle los senos suavemente.

Marie envolvió sus brazos cerca de su cuerpo y empujó sus hombros ligeramente hacia adelante. Esto apretó un poco sus senos y les dio aún más volumen de lo habitual. Interpreté esta señal como una solicitud para agarrar más fuerte. Puse un pezón en mi boca y chupé. Luego apreté y masajeé sus enormes pechos aún más fuerte que de costumbre. Pude ver claramente por su expresión facial y por sus gemidos que parecía gustarle mucho.

Después de unos quince minutos de intenso tratamiento de senos, llegó a su clímax. Después de que sus temblores y temblores se calmaron, volví a mirar de cerca su coño. La vista de su tierna vagina me excitó tanto que no pude evitar lanzar un beso en sus labios.

Esto provocó otro gemido de ella. El olor de su coño fue una experiencia completamente nueva para mí. No podía describir el olor, pero cuando olí la nube de olor de su coño, casi la lavé con la manguera.

Como ahora quería satisfacerme a mí mismo, la tapé de nuevo, pero esta vez le di un suave beso en la boca, que luego se abrió ligeramente. Su lengua salió y se lamió los labios. En ese momento yo no entendía esta señal. Me acosté en mi cama y trabajé con mi bastón.

Me despertaron de nuevo por la mañana con un suave beso. Pero esta vez en mi boca. Cuando abrí los ojos, su rostro estaba muy cerca del mío.

Ella me sonrió con sus grandes ojos marrones.

"¿Y bien, Fabián?" preguntó ella con una sonrisa. "¿Cómo nos sentimos?"

"¡Excelente!" Respondí. "Déjame adivinar: tuviste un gran sueño anoche, ¿no?"

"Sí, así es. Tal vez tenga algo que ver con tu presencia después de todo. Sabes que me gustas mucho. Cuando estás cerca de mí por la noche, me hace sentir mejor", respondió ella.

A lo largo del día pensé si me atrevería a ir más lejos la noche siguiente. Decidí tomarlo y actuar según sus reacciones.

3

———

La noche con mi prima!

Toda la familia quería irse de vacaciones a Austria.

Mis padres y mi tío alquilaron una pequeña casa de vacaciones en el lago Wolfgang. Como mi padre y mi tío se vieron impedidos inesperadamente por unos días más, llegué con mi primo más joven, David. Nuestros padres querían seguir en unos días.

Encontramos la casa en buen estado, según lo acordado, había un coche más antiguo en el garaje.

Al tercer día los dos queríamos hacer un pequeño recorrido. Hacía un poco de frío y el cielo estaba nublado. Empezamos justo después del desayuno. Condujimos por diferentes valles, pequeños pueblos, almorzamos allí y luego nos fuimos a casa.

Aunque David aún no tenía una licencia de conducir, era muy bueno leyendo el mapa y nos condujo de regreso por senderos agradables.

En una intersección, noté que se encendía una luz roja y salía vapor blanco por debajo del capó. Inmediatamente apagué el motor. Después de que salimos, notamos que el agua de refrigeración estaba goteando.

¡No podíamos seguir así!

Esperamos mucho tiempo, pero no pasó nadie. Así que decidimos caminar hasta el siguiente pueblo. Después de una caminata de más de una hora llegamos a un pequeño lugar donde había una sorprendente cantidad de vida. Se suponía que iba a haber una fiesta esa noche.

Fuimos al único hotel y describimos nuestro problema. Nos dijeron que alguien en el pueblo tenía un taller y podría arreglar el auto, probablemente mañana, después del festival.

Pedimos una habitación libre. La mujer de la recepción hojeó un libro durante mucho tiempo y dijo que solo quedaba una pequeña habitación con una cama estrecha, eso es todo lo que podía ofrecernos.

Queríamos echar un vistazo a la habitación de antemano, aunque no teníamos posibilidad de encontrar una alternativa.

Nos llevó arriba, había una pequeña habitación con un fregadero, agua corriente fría y una cama estrecha, tal vez de un metro de ancho. El baño estaba dos pisos más abajo. Todo estaba limpio y causó una impresión muy agradable. Tomamos la habitación y fuimos al taller. También pudimos describirle el problema y explicarle dónde estaba el coche. Le dimos la llave. Quería recogerlo mañana muy temprano y luego repararlo , debería estar listo alrededor del mediodía.

Mientras tanto, había oscurecido y volvimos a nuestra habitación. Como no teníamos nada con nosotros, no tuvimos que desempacar mucho. Más y más personas se reunían en la plaza de abajo. Se sirvió vino y olía a comida. Como también teníamos hambre, nos mezclamos con la gente, comimos algo y bebimos vino tinto.

Alrededor de las 11 de la noche estábamos cansados y decidimos ir a nuestra habitación. Fui al baño de abajo. Cuando regresé a la habitación, David ya estaba en la cama y debía haberse quedado dormido. Unas cuantas copas de vino tinto debieron de ser demasiado para él. Pero ya estaba notando los efectos del alcohol.

Me quité el suéter, abrí mis jeans y salí. Luego me quité las medias, me senté en el borde de la cama y me las quité por completo. Llegué a mi espalda y desabroché el sostén, ahora solo estaba de pie en la habitación con mi tanga blanca.

David parecía estar profundamente dormido, así que también me quité las bragas y comencé a lavarme.

Jabón, una toallita y dos toallas yacían en el pequeño fregadero contra la pared. Estaba bastante sudado, así que me lavé tan bien como pude en el fregadero pequeño. Consideré lavar mi tanga e irme a la cama completamente desnuda. ¿O ponerte tu ropa interior sudada para dormir?

Decidí lavar las bragas. Ya olía a sudor y un poco áspero. Mañana me sentiría mejor si pudiera ponerme una tanga recién lavada.

Lavé las bragas y las colgué. No tenía mucha tela, seguro que se secaría rápido. De alguna manera no quería acostarme completamente desnudo en la estrecha cama al lado de mi joven prima. Así que volví a ponerme las medias de nailon y me metí debajo de las sábanas.

David se había extendido bastante. Solo me quedaba un pequeño trozo, así que puse mis manos sobre mi estómago para no tener mucho contacto con David. Toqué la tela algo áspera de las medias y me froté el estómago ligeramente, luego profundicé un poco más con la mano, sentí los primeros pelos a través de la tela. Entonces busqué mi columna y pude sentir el calor y la humedad a través de las pantimedias.

Si fue el vino, la proximidad a mi primo, no lo recuerdo, pero de repente estaba increíblemente emocionado y quería satisfacerme. Lentamente levanté mi mano y luego la deslicé debajo de las pantimedias, a través de mi estómago, hasta la línea del cabello y más abajo. Puse mis dedos índice y anular en mis labios, mi dedo medio en mi clítoris y lentamente comencé a frotarlo, con cuidado, sin hacer muchos movimientos, no quería despertar a David, aunque su respiración fuerte sonaba como si estuviera en un sueño profundo Me acaricié el pecho con la mano izquierda y lentamente me puse en marcha.

No me di cuenta de lo que estaba pasando a mi alrededor.

¡De repente sentí la mano de David!

Congelado, dejé de acariciarme. Pero su mano solo descansaba sobre mi estómago plano. ¡Me excitó aún más!

Rodó sobre su costado y agitó su mano.

No estaba seguro de si David estaba dormido o despierto, ni quería decir nada. Continué acariciándome y sentí su mano sobre la mía a través del delgado material de las pantimedias.

Fuertemente excitado, me volví más valiente y me acaricié como siempre lo hacía solo en mi cama: toda mi mano subía y bajaba y presionaba mi dedo medio más y más profundamente en mi columna húmeda.

Finalmente llegó mi orgasmo y tuve que gemir suavemente.

Solo dejé que mi mano descansara donde estaban. David apartó su mano de mí. A juzgar por el sonido, se bajó la ropa interior y aparentemente comenzó a masturbarse.

Así que no había estado durmiendo y me atrapó masturbándome. Todavía no habíamos intercambiado una palabra entre nosotros. ¡Encendí la luz, retiré las cobijas y fue tal como pensé que sería!

David se había bajado los calzoncillos y se estaba masturbando.

Con movimientos firmes y rápidos empujó su prepucio arriba y abajo y me miró. Nunca antes había visto a un hombre masturbarse, así que estaba particularmente fascinado. No pareció molestarle, simplemente siguió adelante. Sus movimientos se hicieron cada vez más rápidos. Luego hizo una pausa y echó a chorros su esperma. Se disparó hacia su estómago en un arco alto.

"Acuéstate, te traeré un pañuelo", susurré suavemente.

Me levanté, fui a mi bolso, saqué un tempo y se lo di. Me senté en el borde de la cama mientras limpiaba su semen.

"¿Siempre usas medias cuando lo haces?" preguntó con curiosidad.

"No, solo hoy, pero se siente muy bien por la tela".

Apagué la luz y nos tapamos de nuevo.

"¿Con qué frecuencia realmente lo haces?" él me preguntó.

"Bueno, casi todos los días".

"¿Puedo verte la próxima vez?" susurró, tartamudeando.

"Es una buena idea, si puedo observarte también".

"Me encantaría, eso realmente me emocionó", respondió David.

"Está bien, entonces hagámoslo así, pero ahora vamos a dormir".

4

¡La prima cachonda!

¡Maldita sea, estaba caliente!

Allí me acosté desnudo en mi cama y acaricié mis labios mojados con mi dedo medio. Mis padres habían ido a un funeral y se quedaron con mi tía durante tres días. En casa tenía mi consolador, que no me había atrevido a llevar conmigo. Ya dos días sin mi amigo de goma.

Estaba cachondo e insatisfecho. ¡Tonterías!

Sentí que este era el peor momento de mi vida. Dos días pueden ser tan largos.

¡Maldita sea, estaba caliente!

En mi mente, revisé a todos los actores de aspecto sexy y me masturbé tan fuerte como pude. Pero mis dedos no pudieron encontrar la redención.

¡Maldita sea! ¡Maldita sea!

¡Necesitaba una polla de carne y hueso! ¡Además, una lengua ágil que me mimaría sería genial!

Los pensamientos más extraños vinieron a mi cabeza. Recordé a Noah con quien me había follado una vez. También estaba Marcel, que me había tomado por detrás en el lago.

"Contrólate " , me regañé. "¡Tú no eres una de esas perras ninfómanas!"

¡Pero no ayudó!

Cuanto más jugaba con mis dedos, más enojado y frustrado me volvía. ¡Estaba llorando!

Me levanté enojado y me miré en el espejo de la pared.

Anna, 18 años, desnuda, en muy buena forma, con una figura esbelta y atlética. Tenía piernas bonitas y esbeltas, cintura estrecha y dos pechos en forma de manzana, que significan "un puñado".

En general, una fiesta para los ojos! ¡Pero nadie allí para follarme!

¡Maldita sea! ¡Maldita sea!

¿Qué tengo que hacer?

Algo para distraerte. ¿Quizás algo de televisión? No me quedaba mucho más a última hora de la tarde.

Me puse una bata delgada sobre mi cuerpo desnudo y abrí la puerta en silencio. Una sentada rápida: todo tranquilo. ¿Todos? No, algo chirrió en alguna parte.

¿Quizás un ladrón?

Un escalofrío se apoderó de mí. Involuntariamente, me arrebujé más en la bata. Moví la cabeza y escuché. El chirrido no venía de abajo, venía de una de las habitaciones vecinas. Me arrastré en silencio frente al dormitorio de mi tía: ¡nada!

Baño: nada!

mi prima Florina : ¡ups!

Pegué la oreja a la puerta. Ahora escuché el chillido y algo más: un gemido bajo.

Sumo dos y dos: mi prima "pequeña" obviamente estaba en medio de la masturbación.

De repente me invadió una curiosidad indescriptible.

¡Mi primito Florián!

¡Un chico escuálido y discreto! Seguramente también tenía una polla aburrida y delgada a juego con su cuerpo.

¿Qué estaba pensando de nuevo?

Pero no podía deshacerme de la imagen en mi cabeza. ¿Cómo crees que se veía cuando se estaba masturbando? ¿Cómo fue construido?

El pequeño tirón diabólico comenzó en mi abdomen. Se extendió por todo mi cuerpo y cuando llegó a mi cabeza hizo '¡bang!' y mi cerebro se rindió. ¡ El fusible se quemó sin previo aviso! ¡Inclinación! ¡Desbordamiento!

Silenciosamente empujé hacia abajo la manija de la puerta y cuidadosamente la abrí un poco. Allí, mi primo yacía desnudo de espaldas a la luz de la lámpara de la mesita de noche mientras su mano derecha masajeaba su larga y gruesa polla a un ritmo vertiginoso.

Debido a la polla delgada! ¡Un pene realmente magnífico que era!

Su cabeza estaba ladeada en mi dirección, pero afortunadamente no me vio. No podía verme porque sus ojos estaban en la empuñadura en su mano. Lo reconocí como una gastada revista porno titulada "¡El trasero de mi primo!"

¿Qué fue eso?

Estaba a punto de dar un portazo con enojo cuando mis ojos se posaron en su polla de nuevo. ¡Ese fue realmente un buen ejemplo! ¡Largo y grueso! ¡Una verdadera mujer spoiler!

¿Había tal gema a solo unos metros de distancia y froté una con dificultad e insatisfecho? ¡Por otro lado, estoy hablando de mi prima!

Mi molesto primito, a quien tuve que cuidar todo el tiempo incluso de niña y que me ponía de los nervios con sus constantes cuestionamientos.

¿Y por qué diablos está leyendo historias sobre primos desnudos?

Noté que mis pezones se erizaban. Maldita sea, mi coño se estaba mojando de nuevo.

¡Un rabo de carne y hueso ya solo unos metros de mí!

Mi mano izquierda se deslizó debajo de mi bata y acarició suavemente mis labios mojados.

El resultado fue el esperado: ¡mi clítoris estaba curioso, duro y erecto! El resto de mi coño estaba tan húmedo y resbaladizo que mis dedos se deslizaron dentro con facilidad.

No pude evitar gemir.

En ese momento, Florian se fijó en mí y me miró sorprendido. Podía imaginar exactamente lo que estaba pasando en su mente ahora. Allí estaba su prima parada en la puerta abierta mirando su polla y una mano debajo de su bata. No hacía falta ser clarividente para adivinar qué hacía allí esa mano.

Había dejado de masturbarse.

Fue solo ahora que noté que mi bata estaba tan abierta que mi hermano podía ver fácilmente mi seno izquierdo en todo su esplendor y esplendor.

¡Indudablemente presentamos una imagen muy emocionante!

" Yo,... uhhh , sí,... yo...", tartamudeé y debería haber desaparecido. Pero supe de inmediato que Florian, que podía ser muy rencoroso, le contaría a mi tía sobre esta situación en algún momento. Y no quería ni imaginar lo que eso significaría.

¡Tenía que calmarlo!

Así que abrí la puerta, entré en su habitación y cerré con llave en silencio.

"Florian, escucha", comencé, pero me quedé en silencio inmediatamente cuando noté su apariencia. Mi bata ahora se había abierto por completo debido a mi comportamiento audaz. Inspeccionó mis senos con curiosidad, solo para luego quedar atrapado en mi triángulo de vello púbico.

"¡Vaya, luces increíble!" dijo suavemente.

¡Pensé que un caballo me patearía! "¿Que acabas de decir?"

"Dije que te ves genial. No te habría creído, hermanita".

Cerré la bata con firmeza y me senté en su cama, luchando por no seguir mirando su polla.

"Escucha, Florian", comencé de nuevo. "No hay forma de que nuestros padres sepan que te vi masturbarte, ¿de acuerdo?"

"No tienen que hacerlo", respondió audazmente, "pero ¿por qué estás susurrando?"

¿Cómo se las había arreglado para molestarme tan rápido?

"Porque... porque... porque estoy avergonzado".

"¿Entonces te da vergüenza mirar fijamente la polla de tu prima?"

"No voy a hacer eso en absoluto", dije indignada, pero me sonrojé como un tomate.

"¡Quién lo cree!" grabó.

Tuve que lamerme los labios mientras miraba su pene y su escroto peludo.

"Si sigues mirando mi polla, también quiero ver tu dulce coño de cerca".

Debí haberle dado una bofetada al tipo espantoso, pero en vez de eso solo respiré, "Está bien".

Ahora Florian parecía completamente sorprendido, pero volvió a agarrar su dura polla. Fue un espectáculo edificante ver el pequeño y brillante glande rojo que aparecía entre sus puños una y otra vez.

Sin pensarlo dos veces, desdoblé mi bata por completo y me senté en su cama con las piernas separadas.

Masajeé mi clítoris con la punta de mi dedo.

Por un rato nos sentamos en silencio y nos masturbamos.

Lo que estábamos haciendo aquí era totalmente perverso, pero también extremadamente emocionante.

Recordé la revista porno que había leído.

"¿Por qué estás leyendo tanta obscenidad? ¿De dónde sacaste eso?" Yo pregunté.

"De papá", respondió. "Le robé el cuaderno en secreto. Tiene tantos que probablemente ni siquiera se dé cuenta".

"¿Papá lee esas revistas?" pregunté con sorpresa.

"Sí, son realmente geniales. Hay caracoles calientes allí. Cogen... uhh ... joden como locos".

"¿Y te gusta eso?"

"¡Definitivamente me gusta lo que veo frente a mí en este momento mucho más que las imágenes!"

¿De quién sacó esta impertinencia?

Mi curiosidad sacó lo mejor de mí. "¡Muéstrame el cuaderno!"

Florian me entregó la empuñadura, porque no quería soltar su polla dura.

Pasé las páginas por un rato y no podía tener suficiente de las pollas grandes y gruesas de los hombres.

Nuevamente tuve que gemir involuntariamente.

Mi prima me miró a la cara.

"Estás muy cachonda, Anna".

"Oh, sí", respondí malhumorado, "¿cómo sabes eso?"

"Muy simple: tu cara muestra manchas rojas, respiras entrecortadamente y tus pezones están rígidos. ¿Quieres negar eso?"

"No, no..." concedí.

Tiré el folleto sobre la cama y le eché un vistazo más de cerca a su polla. Después de todas las fotos de la revista, aquí había un ejemplar real de carne y hueso y muy sabroso a la vista.

"¿Puedo tocarlo?" Pregunté, aclarándome la garganta porque mi voz era espesa.

"Claro", se ofreció de inmediato. "Si yo también estoy contigo..."

"¡Fuera de la cuestión!" Le espeté con enojo, pero me calmé rápidamente. ¡Él estaba en lo correcto!

Era justo que pudiera tocarme y, además, estaba extremadamente caliente.

"Está bien", dije en un tono indulgente.

Florian soltó su pene rígido y puse mi mano alrededor de su poderoso cetro. Pulsó caliente y duro en mi mano. Lentamente moví mi mano arriba y abajo.

Cerró los ojos y me dejó hacerlo. Eso me hizo más valiente. Usé mi otra mano y comencé a rascarle las bolas.

Fue una gran sensación tener a mi prima en mi poder. Gimiendo, se rindió a mí. El glande brillante me llamó la atención. ¿A qué sabe?

Me incliné hacia adelante y lamí con cuidado la punta de su pene. ¡Sabía delicioso! Sabía que estaba mal, pero estaba demasiado excitado, así que envolví mis labios sobre su amplio tronco y lancé mi lengua sobre su cabeza.

¡Fue increíble!

¡Finalmente una cola hecha de carne y hueso, solo para mí!

Intensifiqué mis esfuerzos. Alternativamente lamí sus bolas e inhalé su pipa palpitante. ¡Florian gimió en voz alta!

Una señal roja de advertencia comenzó en mi cabeza: si no te detienes ahora, tu pequeño primo simplemente arrojará su semilla en tu boca codiciosa.

Así que disminuí la velocidad, lo que él no quería creer al principio. Una y otra vez levantó la pelvis y empujó su polla en mi boca para indicar que finalmente debería terminar mi trabajo.

¡Pero no tenía la intención de hacerlo!

Por el contrario, solté su pene, me levanté brevemente para tirar mi bata a un lado y luego abrí las piernas.

"¡Ven a lamer mi coño mojado! Ya puedes hacer eso, ¿verdad?"

¡Y cómo pudo!

En poco tiempo se había puesto en cuclillas entre mis muslos y comenzó a lamer mis labios con la lengua.

¡Y era bueno!

¡Maldita sea incluso bueno!

¿Dónde había aprendido eso?

Salí como un tren expreso. Su lengua bailó sobre mi clítoris y sus dedos comenzaron a penetrar mi vagina. Habría llegado el momento de poner fin al partido, pero hacía tiempo que se cruzó el Rubicón. ¡No había vuelta atrás!

Me puse en marcha y me entregué completamente a él. Mi cuerpo había estado gritando por liberación todo el día y finalmente parecía estar consiguiéndola.

A los pocos minutos escalé un pico por primera vez. Golpeó mientras su lengua jugaba entre mis labios. Su dedo medio comenzó a buscar mi roseta ya jugar con mi esfínter arrugado.

¡Maldita sea que fue eso!

¡Este mocoso tenía mucho en él!

Suavemente empujó la punta de su dedo dentro de mi arrugado agujero mientras pasaba su lengua por mi clítoris.

El orgasmo se apoderó de mí como una tormenta repentina. Apenas sentí el aumento de mi excitación cuando me corrí tan rápido y duro como no lo había hecho en mucho tiempo.

" Ohjaaaa ", grité, gimiendo, " jaaaaaaaa ".

Sentí su mano izquierda sobre mis senos, amasó mis pezones con fuerza y fuerza, pero eso era exactamente lo que necesitaba en este momento.

Estaba en la nube nueve y él hizo que mi cuerpo brillara. Esta es probablemente la única forma de explicar mi siguiente oración, porque me escuché decir: "¡Vamos, méteme la polla! ¡Fóllame! ¡Fóllame hasta el final! ¡Lo necesito!"

Florian solo dudó brevemente. No habría sido un hombre si hubiera ignorado esta oferta. Yo era su prima mayor y debería haberlo retenido. En cambio, fui yo quien le suplicó con urgencia.

Rodó sobre mí y empujó su polla a través de mis labios. Luego empezó a follarme con embestidas lentas y profundas.

¡Fue un sentimiento divino!

Finalmente llené de nuevo, finalmente un tubo caliente y palpitante en mi coño y un fuerte semental.

" Yaaaaaaaaaaa fóllame fuerte", todo lo que pude hacer fue gemir.

¿Cómo se suponía que iba a saber que un hijo de puta tan talentoso vivía en esta casa?

Agarré su trasero y lo atraje hacia mí. Como agradecimiento, golpeó su polla dentro de mí hasta el cuello uterino. Eso acabó conmigo. Volví a saltar por el precipicio, me dejé llevar por un segundo orgasmo y disfruté de cada una de sus profundas embestidas.

"Oh, Dios, sí, es tan maravilloso follarte", jadeó. "¡Deberíamos haber hecho esto mucho antes!"

"De ninguna manera lo hubiéramos hecho", pensé, pero no habría sido honesto o apropiado.

Con la precisión de un martillo de vapor operado por computadora, Florian golpeó su miembro en mi agujero dispuesto. Jadeando y jadeando, recibí sus embestidas. Solo estaba dispuesto a follar carne, concentrado en el próximo orgasmo.

"¡Oh, qué increíble! ¡ Me estoy tirando a mi prima!" gimió. "¡Me estoy follando a mi prima cachonda y la estoy inundando con mi semen ! ¡Sí, estoy bombeando mi semen por su agujero cachondo!"

"Sí, chorro... chorro..." Jadeé, luego sentí que Florian se tensaba, empujaba profundamente dentro de mí y extendía una calidez increíblemente agradable. Me corrí de nuevo y lo sentí rodar fuera de mí y me tomó en sus brazos.

Todavía no era yo mismo. Dejo que agarre mis pechos, bese la nuca y me susurre:

"¡Eres la mujer más sexy con la que me he follado!"

5

Montado mientras duerme!

"Hola Emily. ¿Adónde vas?" preguntó Ben mientras su primo pasaba frenéticamente a su lado.

"Comprar. No lo vas a hacer", respondió ella.

"No tengo tiempo para eso", respondió.

"Como siempre", dijo Emily con resignación y salió de la casa. Su madre se había divorciado hacía tres meses y se estaba quedando temporalmente con su hermana. Emily vivía actualmente con su tía y su tío. También estaba Ben, su primo.

Ben cuidó a su atractiva prima y tuvo que sonreír ante su respuesta gruñona, porque en realidad se llevaban muy bien. Ella tuvo la impresión de que él también la encontraba muy atractiva sexualmente.

Emily podía decirlo por su apariencia.

A veces, cuando él pensaba que no estaba siendo observado, ella notaba que él miraba fijamente sus pechos. O cuando ella estaba sentada en el sofá con su minifalda, él intentaba mirar entre sus piernas y echar un vistazo a sus bragas.

Emily ahora disfrutaba molestar a Ben. A veces, como por accidente, se inclinaba hacia delante para que él le mirara el escote. Cuando estaba en minifalda, abrió las piernas al azar para que él pudiera ver sus bragas. Cuando salía del baño después de una ducha, a menudo solo vestía bragas y sostén. Luego, cuando se encontró con Ben en el pasillo, supo que la estaba desnudando con la mirada. ¡Ella disfrutó eso!

Mientras Emily iba de compras, Ben cerró la puerta principal y caminó con decisión por el pasillo hasta una puerta. Antes de abrirlo, miró a su alrededor una vez más en todas direcciones.

¡La puerta conducía a la habitación de su prima!

Entró en la habitación y se dirigió al cesto de la ropa sucia. Levantó la tapa e inmediatamente encontró lo que estaba buscando.

¡Las bragas de Emily! Lo tomó en la mano.

Con mano temblorosa se lo llevó a la nariz y lo olió. El olor era impresionante. Salió de su habitación, con las bragas en la mano, y cruzó el pasillo hasta su habitación, que estaba directamente al otro lado de la calle. Allí se acostó en su cama.

Ben había estado haciendo eso con más frecuencia últimamente.

Cuando su prima no estaba allí, le quitaba las bragas usadas, las olía y se masturbaba. La entrepierna de sus bragas olía intensamente a su jugo de placer y orina . Como Emily no usaba protectores diarios, por lo general se podía ver la mucosidad seca del coño en la entrepierna de sus bragas. ¡Ben se entusiasmó con eso!

Pero siempre tenía que asegurarse de recuperar las bragas a tiempo antes de que ella pudiera darse cuenta.

Su polla todavía estaba dura como una roca. Lo sacudió vigorosamente con una mano mientras sostenía las bragas frente a su nariz con la otra mano. Luego llegó a su clímax y arrojó su esperma sobre su estómago.

¡De repente escuchó un ruido en el pasillo!

"Mierda, Emily ha vuelto", maldijo.

No se había dado cuenta de que había vuelto a poner sus bragas en el cesto de la ropa sucia. Ben sabía que mañana lavaría la ropa. Lo hacía todos los sábados.

Estaba seguro de que si faltaban estas bragas, ella se daría cuenta. Tendría que intentar colarse en su habitación esta noche cuando durmiera y volver a poner las bragas en la cesta. Eso era arriesgado, pero cualquier otra cosa habría sido aún más peligrosa. Probablemente solo saldría de su habitación por un corto tiempo hoy para lavarse y cepillarse los dientes. Si intentaba recuperar el papelito durante ese tiempo, ella podría atraparlo.

Emily estaba cansada.

Se desnudó y miró su cuerpo desnudo en el espejo. Mientras acariciaba su espeso vello púbico castaño, sintió una sensación de hormigueo en sus partes íntimas. Se puso un camisón corto y se abstuvo de usar bragas. Con este calor, era bueno que su cuerpo tomara un poco de aire fresco. Después de cepillarse los dientes, se fue a la cama.

Ben esperó hasta poco después de la una de la mañana.

"Ahora debería estar profundamente dormida", pensó, tomó las bragas, salió de su habitación y cruzó el pasillo.

Escuchó en la puerta. Todo estaba en calma. Luego abrió la puerta con cuidado y entró sigilosamente. El cesto de la ropa estaba a la derecha de su cama.

Decidió acostarse en el suelo y gatear por la habitación a cuatro patas. Eso sería lo más discreto.

Al llegar al cesto de la ropa sucia, levantó la tapa y tiró las bragas. Estaba a punto de regresar, pero se arriesgó a echar un vistazo a su primo dormido.

Debido a que ella no bajó las persianas de su ventana por la noche, había algo de luz afuera. Podía verla en la penumbra. Estaba acostada sobre su lado derecho con las piernas dobladas. Su camisón corto se había subido un poco, dejando al descubierto su trasero casi por completo.

Ben no podía creerlo!

Ella no estaba usando bragas. No pudo evitarlo, como si por orden interior se arrastrara hasta la cama para mirarla.

Allí yacía dormida y sexy. Le hubiera gustado tocarla.

¡Pero era su primo!

Se agachó junto a su cama para poder ver directamente entre sus piernas dobladas y se acercó con la cabeza.

Sus labios estaban a sólo unos centímetros de distancia. Pensó que podía oler su aroma íntimo.

¡Su pene se puso duro como una roca!

Con su mano derecha metió la mano en sus pantalones y masajeó su polla. Apoyó la cabeza en el colchón y se deslizó más y más cerca de su trasero.

Casi la estaba tocando ahora.

Ahora podía olerla: ¡el coño de Emily!

Ahora tiró toda precaución por la borda. Tenía que tocarla.

Presionó suavemente su dedo índice tembloroso en sus labios. Luego esperó a ver si ella se despertaba.

No pasó nada.

De nuevo pasó los dedos por su vagina. Ella no se movió. Se volvió más audaz y ahora comenzó a acariciar sus labios.

Muy suavemente y con cuidado, movió la yema de su dedo de arriba hacia abajo. Su coño estaba caliente y un poco viscoso.

Ben temblaba cada vez más de emoción. Nunca había estado tan cachondo. Tocó el coño de sus sueños: ¡la vagina de su prima!

La punta de su dedo índice ahora había llegado a su clítoris y lo masajeó suavemente. Su dedo medio se deslizó cada vez más fácilmente a través de su pequeña grieta.

¡Producía humedad y calor!

Ya no sacudió su pene. Cualquier toque ahora lo haría explotar. Y él no quería venir todavía. Quería disfrutar el momento.

Al principio, Emily pensó que estaba en un sueño erótico, pero luego se dio cuenta de que alguien la acariciaba entre las piernas.

¡Se sintió genial!

Aún así, ella estaba sorprendida. Abrió los ojos y debería haber gritado. Pero no lo hizo. De hecho, solo podía ser Ben, su primo. Si gritaba ahora y rodeaba toda la casa, su buena relación con su prima probablemente se arruinaría. Sin mencionar la gran vergüenza que le causaría a su madre, pero también a ella misma. Además, lo que estaba haciendo se sentía bien.

Ella decidió dejarlo hacer un poco más.

¡Nada había pasado todavía!

Por supuesto que no se acostaría con él. Después de todo, él era su primo. Pero, ¿por qué no debería divertirse un poco? Y estoy seguro de que a él también le gustó, de lo contrario no estaría trabajando en su clítoris tan intensamente. Sin embargo, su posición actual no era tan ideal. Estaba acostada de lado con las piernas dobladas y Lukas tuvo que insertar su dedo en su vagina, que estaba encajada entre sus piernas, por detrás. Decidió cambiar su posición para que Ben pudiera tener un acceso más fácil a su coño. Continuó fingiendo estar dormida, pero ahora rodó lentamente sobre su espalda. El dedo desapareció repentinamente de su grieta, lo cual lamentó. Se aseguró de que su camisón no se deslizara sobre su triángulo púbico. El coño debe ser de libre acceso y visible para él, en la medida de lo posible en la penumbra. Mientras rodaba sobre su espalda, dobló ligeramente la pierna derecha y la dejó caer hacia un lado. Ahora su coño estaba expuesto y se podía trabajar.

Ben casi se desmaya cuando ella se movió de repente. Rápidamente sacó su dedo de su coño y se tumbó al lado de la cama.

"¡Todo ha terminado ahora!" el pensó. "¡Me atrapó y va a gritar!"

Pero nada pasó.

Después de un rato, se atrevió a levantar la cabeza para mirarla. Ahora estaba acostada boca arriba, con la pierna derecha doblada. Ahora podía ver el triángulo púbico y su coño en todo su esplendor. Nuevamente no pudo evitarlo. Se acercó lentamente y tocó su vagina con un dedo.

¡Sin reacción!

Penetró en su columna. Estaba totalmente mojada. Le masajeó el clítoris de nuevo. Ahora agregó un segundo dedo. Eso lo puso totalmente cachondo. Había tirado por completo su precaución por la borda. Estaba convencido de que ella estaba en un sueño tan profundo que no se despertaría. Le masajeó el clítoris con el dedo índice y penetró su vulva con el pulgar. ¡Fue muy facil!

Ben sintió el calor y la humedad de su vagina. El olor de la mucosidad de su coño subió por sus fosas nasales. Estaba loco y ahora tomó la segunda mano para ayudar. Con uno le trabajaba el clítoris, con el dedo medio de la otra mano le penetraba la vagina. Sus movimientos se volvieron más y más violentos, y su vagina más y más húmeda.

Emily pensó que había alienado a su prima al cambiar su posición. Pero después de un rato sintió un dedo en su coño otra vez. Luego un segundo. Siempre se convirtió en un explorador. Ahora incluso penetró su agujero con un dedo.

Emily estaba excitada y tuvo que ahogar sus gemidos porque pensó que estaba dormida.

En algún momento tuvo que detenerlo. Él era su primo y en realidad ya habían ido demasiado lejos. Pero se sentía tan increíble. Así que decidió disfrutarlo un poco más y detenerlo un poco más tarde fingiendo despertarse. Pero se le debe dar suficiente tiempo para salir de la habitación. Ahora entró en su vagina con dos dedos.

¡Fue increíble!

Su prima la toqueteaba salvajemente y ella siempre se ponía cachonda. Ella deseaba que nunca se detuviera.

"Sin embargo, podría hacerlo mejor", pensó. "Sería genial si él lamiera mi clítoris con su lengua".

Ya sea que la haya tocado o lamido, la diferencia no es tan grande. "Lo principal es que no dormimos juntos", se tranquilizó.

Abrió un poco más las piernas para que él tuviera mejor acceso a su vagina.

Ben no pudo contenerse más. Solo tenía que oler y saborear ese hermoso coño.

Se levantó lentamente y se subió a la cama. Se acostó boca abajo entre sus piernas. Su pene ahora estaba encajado entre su estómago y el colchón.

¡Casi se vino!

Pero casi podía controlarse a sí mismo. Su coño estaba ahora justo en frente de su nariz. Inhaló el olor de su vagina húmeda, luego tocó su clítoris con la punta de la lengua. De nuevo esperó. Cuando ella no respondió, él continuó. Dejó que su lengua bailara sobre su clítoris. Ella olía tan bien. Estaba en el séptimo cielo. De nuevo tomó sus dedos para ayudarse y penetró profundamente entre sus labios.

Dejó que sus dedos hicieran círculos mientras continuaba mordisqueando su perla de placer.

¡La respiración de Emily se estaba acelerando ahora!

Ella realmente quería gemir en voz alta. Pero ella no quería revelarle que estaba despierta, al menos no todavía. Se sentía demasiado bien cuando él la acarició y masajeó su clítoris.

¡Pero de repente la dejó ir!

Ya tenía miedo de que él saliera de su habitación.

Pero no fue así. En cambio, lo sintió empujándose lentamente sobre su cama.

"¡No hay tal cosa como que quiera lamerme!" ella triunfó mentalmente. Ya sentía su lengua sobre su clítoris. Podría haber gritado de felicidad.

"Lo dejaré lamer un poco más. Pero luego tenemos que parar. Pero ahora un poco más", pensó. "Mi primo es un buen lamedor. Si sigue así, me hará correrme", afirmó.

¡Lamido hasta el orgasmo por su propio primo! La idea de hacer algo prohibido la ponía aún más cachonda. Puso dos dedos en su vagina de nuevo. Podría haber gritado de nuevo. Se sorprendió de sí misma de poder experimentar las mayores sensaciones de placer sin hacer grandes ruidos. Ahora puso otro dedo en su vagina. ¡Ella no sería capaz de soportar esto mucho más!

La razón de Ben ahora había fallado por completo.

Estaba intoxicado por este coño, por sus jugos y por su calentura. Pensó para sí mismo:

"Si puedo lamerla y tocarla, puedo follarla".

Cuanto más lo pensaba, más le gustaba la idea. Se enderezó, bajándose los pantalones cortos para que su pene y saco apenas se mostraran. Su polla estaba dura como una roca. Nunca había sido tan grande como ahora. Se inclinó sobre ella y se apoyó en el lado izquierdo y derecho de su cuerpo con las manos. No quería poner su peso sobre ella.

¡No se le permitió despertar!

Es suficiente si empujo cuidadosamente mi polla en su vagina.

¡Muy cuidadosamente!

Lentamente bajó su pelvis hasta que su cabeza tocó la entrada de su coño.

Emily sintió que no pasaría mucho tiempo antes de llegar al clímax. Su prima la lamió y la acarició muy bien. Pero justo antes de que llegara el momento, se detuvo.

¡Podría haberlo abofeteado!

Con cautela abrió los ojos un poco. Por el rabillo del ojo, vio a Ben sentarse y bajarse los pantalones. Su polla rígida saltó.

Luego se inclinó sobre ella y colocó sus brazos a cada lado de su torso.

"¡Eso no puede ser cierto! Esta pequeña zorra cachonda quiere follarme. No puedo permitir eso. ¡Es mi prima!" pensó.

Emily no sabía qué hacer.

Su polla se veía tan bien. Solo el tamaño correcto. era tan duro ¡Maldita sea!

Le hubiera gustado probar cómo se sentía.

"Si me toca el coño con su polla, no es tan malo", se consoló. "Simplemente no dejes que me penetre. Si quiere, tengo que detenerlo".

Entonces recordó que Ben le había dicho una vez que en realidad nunca se había acostado con una chica.

"Él no sabe lo que es meter su polla en un coño", pensó. Todavía quería hacerle ese favor. Todavía quería concederle eso.

¡Pero entonces debería haber terminado!

Ben no podía creerlo. Estaba inclinado sobre su primo. Con su polla en la entrada de su vagina. Un empujón hacia adelante y él la follaría.

¡Se follaría a su prima!

Por primera vez en su vida tendría sexo. Lentamente avanzó. La vagina húmeda y cálida rodeaba su glande. Era tan ligero y se sentía genial. Todo su cuerpo tembló. Pronto su polla había desaparecido dentro de ella hasta la base de su pene. Empezó a entrar y salir.

¡Emily lo sintió entrar en ella!

Fue una sensación increíble. Ella fue follada por su prima. Eso sólo la excitó aún más. Quería gemir en voz alta, pero aun así fingió estar dormida. Tenía que terminar. Bajo ninguna circunstancia se le permitió correrse en su coño.

"Un poco más", pensó. "Solo unas cuantas embestidas más".

Con él inclinado sobre ella, podía oler sus propios jugos vaginales. Toda su boca debe haber estado mojada por la lamedura anterior. Eso la excitó aún más.

Ben ahora aumentó el ritmo con el que la empaló. Era la cosa más genial que jamás había experimentado. Vendría pronto, porque ya podía sentir sus jugos esperando para hincharse fuera de sus bolas. Hasta ahora, no había pensado en el hecho de que no podía cubrirla con su esperma. Tampoco sabía si ella estaba tomando la píldora. Pero por el momento no le importaba. Solo quería follar. Él la miró.

¡De repente abrió los ojos!

"¡Está despierta!" se dio cuenta, sorprendido.

Lo golpeó como un rayo. Rápidamente quiso sacar su polla de ella y salir corriendo de la habitación. Tal vez ella no lo había reconocido en la penumbra.

Emily abrió los ojos y lo miró directamente.

¿Qué debería hacer ella?

Estaba emocionada sin medida y ahora quería tener un orgasmo. ¡Pero él era su primo! Aun así, su polla se sentía caliente en su coño. Cuando se dio cuenta de que él estaba a punto de sacarle la polla, tomó las nalgas de él con las manos y susurró: "¡No te detengas! ¡Hazlo!"

¡Ahora todas las presas se rompieron!

Ben se arrojó sobre su prima con todo su cuerpo y la folló como un poseso. Emily gimió en voz alta y abrió las piernas lo más que pudo. Ella movió su pelvis al ritmo. La embistió con embestidas salvajes y ella llegó al clímax.

" Yaaaaaaaa ", gritó sus sentimientos.

Su cuerpo se contrajo y se sacudió salvajemente. Su coño se contrajo, lo que también fue demasiado para Ben. Se encabritó con un gemido y arrojó su esperma profundamente en el coño de su prima con embestidas salvajes.

Antes de que Emily recuperara el conocimiento, Ben ya no estaba en su habitación. Sacó su polla de ella y luego salió corriendo de la habitación lo más rápido que pudo.

Emily yacía allí, completamente agotada.

Todavía tenía las piernas abiertas. Su vagina estaba hinchada y el semen se escapó entre sus labios y goteó sobre su cama.

Decidió tener una conversación tranquila con su prima mañana. ¡Ella lo regañaría y al mismo tiempo le pediría que la volviera a follar lo antes posible!